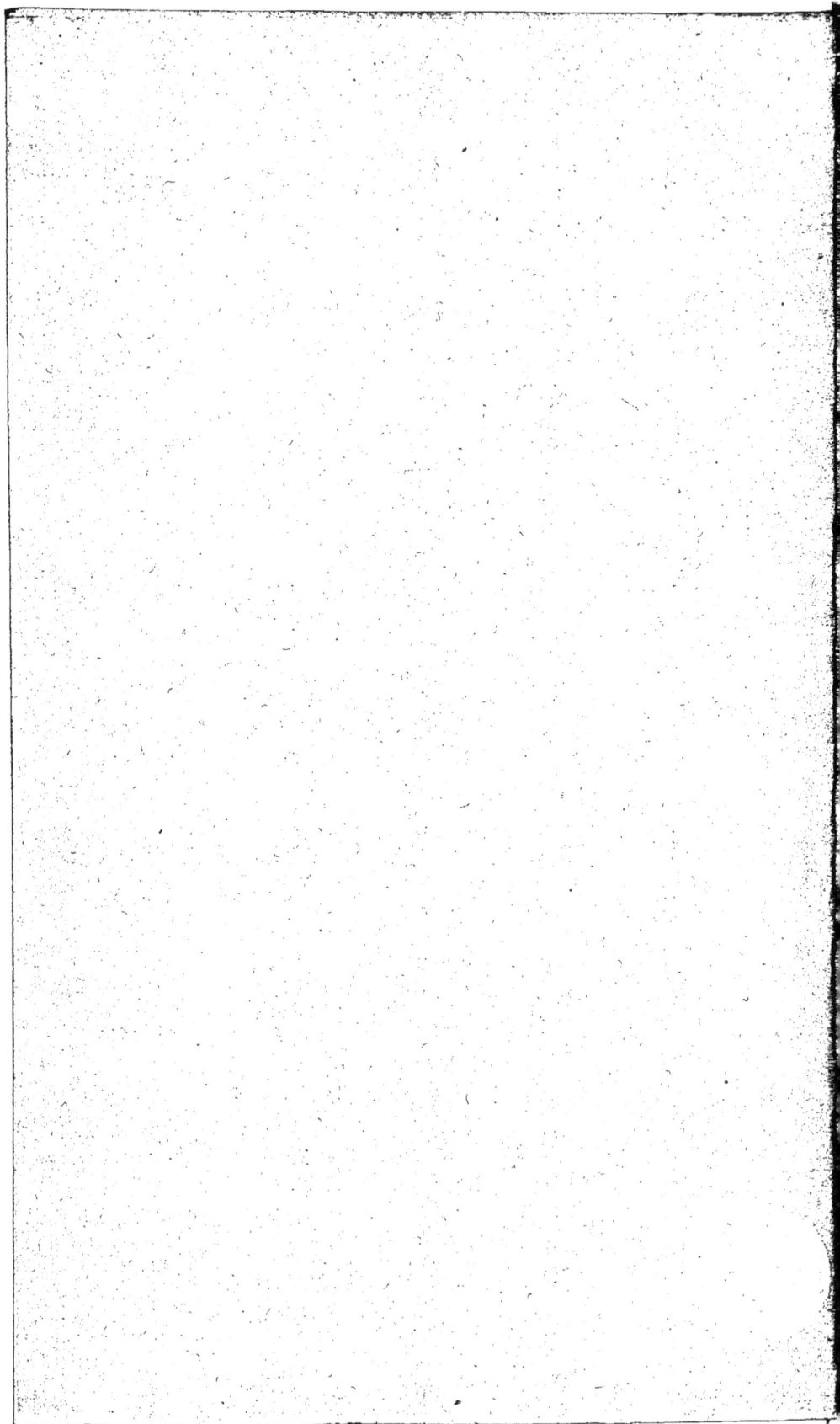

RÉPUBLIQUE FRANÇAISE

VILLE DE BESANÇON

Règlement

Sanitaire

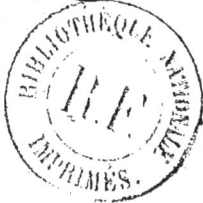

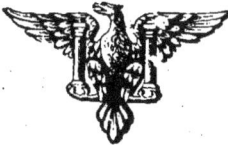

BESANÇON

LA SOLIDARITÉ, IMPRIMERIE COOPÉRATIVE

6 et 8, Rue Gambetta, 6 et 8

1907

RÉPUBLIQUE FRANÇAISE

VILLE DE BESANÇON

Règlement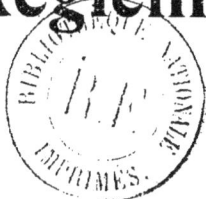
Sanitaire

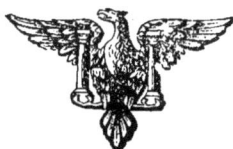

BESANÇON
LA SOLIDARITÉ, IMPRIMERIE COOPÉRATIVE
6 et 8, Rue Gambetta, 6 et 8
—
1907

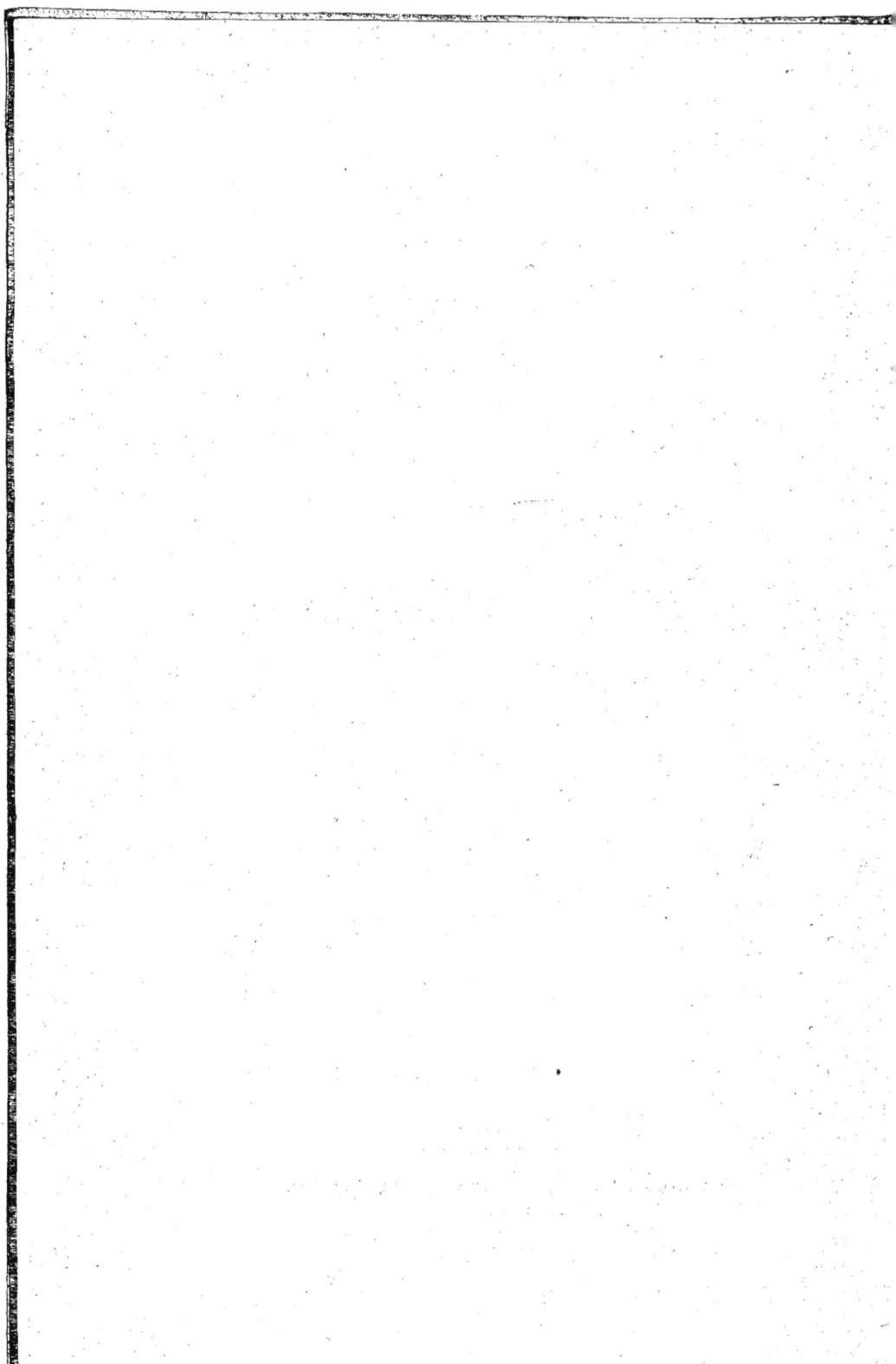

RÉPUBLIQUE FRANÇAISE

VILLE DE BESANÇON

RÈGLEMENT SANITAIRE

Nous, Maire de Besançon, Chevalier de la Légion d'honneur,

Vu la loi du 5 avril 1884;

Vu la loi du 15 février 1902 et la circulaire ministérielle du 30 mai 1903;

Vu les délibérations du Conseil municipal des 21 juin 1905, 8 juin 1906 et 25 janvier 1907;

Vu l'avis de la Commission départementale d'hygiène,

ARRÊTONS :

Le règlement sanitaire municipal prescrit par l'art. 1er de la loi du 15 février 1902, sur la santé publique, est formulé ainsi qu'il suit :

DISPOSITIONS

Applicables dans le Rayon de l'agglomération urbaine

TITRE PREMIER

SALUBRITÉ

Règles générales de salubrité des Habitations

ARTICLE PREMIER. — Les habitations seront éclairées et aérées largement. Leurs revêtements intérieurs et extérieurs et leurs dépendances seront maintenus en état de propreté parfaite. Elles seront munies de moyens d'évacuation des eaux pluviales, des eaux ménagères et des matières usées.

Pièces destinées à l'habitation

Art. 2. — Toute pièce pouvant servir à l'habitation, soit de jour, soit de nuit, c'est-à-dire toute pièce dans laquelle le séjour peut être habituel de jour ou de nuit, aura une capacité totale minima de 25 mètres cubes et une capacité d'au moins 15 mètres cubes par personne. Les ouvertures, portes et fenêtres, seront disposées autant que possible sur deux faces différentes au moins, pour assurer une bonne ventilation.

Elle sera aérée et éclairée directement sur rue ou sur cour par une ou plusieurs baies. L'ensemble de celles-ci présentera une surface d'au moins 2 mètres carrés et au moins 1 mètre carré en plus pour chaque fois 30 mètres cubes ou fraction de 30 mètres cubes. Ces dimensions pourront avoir une superficie de 1^m50 par chaque fois 20 mètres cubes, pour les pièces habitables de l'étage le plus élevé.

Art. 3. — Les jours de souffrance ne pourront jamais être considérés comme baies d'aération.

Caves

Art. 4. — Les caves ne pourront servir à l'habitation de jour ou de nuit. Elles seront toujours ventilées par des soupiraux communiquant avec l'air extérieur.

Il est interdit d'ouvrir une porte ou trappe de communication avec une cave dans une pièce destinée à l'habitation de nuit.

Sous-sols

Art. 5. — Les sous-sols destinés à l'habitation de jour auront chacune de leurs pièces aérée et éclairée au moyen de baies ouvrant sur rue ou sur cour et ayant les dimensions indiquées à l'art. 2. L'habitation de nuit est interdite dans les sous-sols.

Rez-de-chaussée et étages

Art. 6. — Le sol et les murs des locaux du rez-de-chaussée seront séparés des caves ou terre-pleins par une couche

isolante imperméable placée en contre haut du sol extérieur.

Art. 7. — Dans les bâtiments, de quelque nature qu'ils
soient, destinés à l'habitation de jour ou de nuit, la hauteur
des pièces ne sera pas inférieure aux dimensions suivantes,
mesurées sous le plafond : 2^{m}60 pour le sous-sol, 2^{m}80 pour
le rez-de-chaussée et l'étage situé immédiatement au-dessus, 2^{m}60 pour les autres étages. La profondeur des pièces
habitées ne pourra dépasser le double de la hauteur de
l'étage.

Art. 8. — A l'étage le plus élevé du bâtiment, la hauteur
minimum de 2^{m}60 sera mesurée à la partie la plus haute
du rampant.

Toute chambre lambrissée aura au moins une largeur
de plafond horizontale de 2 mètres sur la longueur de la
pièce. La partie lambrissée comprendra une couche de
matériaux protégeant l'occupant, autant que possible,
contre les variations atmosphériques.

Hauteur des maisons

Art. 9. — La hauteur des façades, mesurée sur le point
milieu de la façade, entre le niveau du trottoir ou le re-
vers du pavé au pied de cette façade et le dessus de la cor-
niche, n'excédera pas les dimensions suivantes, en rapport
avec la largeur réglementaire de la voie :

Voies de moins de 12 mètres : hauteur de 5 mètres, aug-
mentée d'une dimension égale à la largeur de la voie.

Voies de 12 à 15 mètres : hauteur de 18 mètres.

Voies de 15 mètres et au-dessus, y compris places et
quais : hauteur de 20 mètres.

Pour le calcul de la cote de hauteur, toute fraction de
mètre de voie sera comptée pour 1 mètre.

Les voies publiques et privées qui seront désormais
créées n'auront pas moins de 10 mètres de largeur.

La hauteur des façades des bâtiments à établir en bordure des voies privées à l'usage collectif sera déterminée
d'après la largeur de ces voies, conformément aux règles
fixées ci-dessus pour les bâtiments en bordure sur les voies
publiques.

Art. 10. — Lorsque les voies sont en pente, la façade
des bâtiments en bordure sera divisée, pour le calcul de
la hauteur, en sections ne pouvant dépasser 30 mètres. La

cote de hauteur de chaque section sera prise au point milieu de chacune d'elles.

ART. 11. — Pour les bâtiments compris entre des voies d'inégales largeurs ou de niveaux différents, la hauteur de chacune des façades sur rue ne pourra dépasser celle qui est fixée en raison de la largeur ou du niveau de la voie sur laquelle elle s'élève.

A l'angle de deux rues d'inégales largeurs, la hauteur sera, pour la rue la plus étroite, celle fixée pour la plus large, sans que la longueur de la façade ainsi élevée sur la voie la plus étroite puisse excéder une fois et demie la largeur de cette voie.

Cours et courettes

ART. 12. — Les cours sur lesquelles prennent jour et air des pièces pouvant servir à l'habitation soit de jour, soit de nuit, auront une surface d'au moins 30 mètres carrés.

ART. 13. — Les cours, dites courettes, sur lesquelles sont exclusivement aérées et éclairées des pièces qui ne peuvent être destinées à l'habitation, auront une surface de 15 mètres carrés au moins.

ART. 14. — Il est interdit de placer des combles vitrés au-dessus des cours ou des courettes, à moins qu'il ne soit établi à la partie supérieure de ces cours et courettes, ainsi qu'à leur partie inférieure, des prises d'air assurant une ventilation efficace dans toute la hauteur.

ART. 15. — Les vues directes prises dans l'axe de chaque baie des pièces servant à l'habitation de jour et de nuit, donnant sur des cours, ne seront pas inférieures à 4 mètres.

ART. 16. — Au dernier étage des bâtiments, les pièces servant à l'habitation de jour et de nuit peuvent, exceptionnellement, prendre jour et air sur des courettes.

Escaliers

ART. 17. — Les escaliers seront aérés et éclairés dans toutes leurs parties.

Chauffage

ART. 18. — Pour toute pièce habitable contenant une cheminée, celle-ci sera pourvue d'une prise d'air d'amenée de l'extérieur.

ART. 19. — Les fourneaux de cuisine, fixes ou mobiles, brûlant du bois, du charbon, du coke, du gaz ou des combustibles liquides, seront surmontés d'une hotte raccordée à un conduit de fumée. Dans le cas contraire, ils devront être efficacement ventilés. Les clefs destinées à régler le tirage de ces conduits de fumée ne pourront jamais être installées de façon à fermer complètement la section de ces conduits.

ART. 20. — Les tuyaux de fumée s'élèveront à un mètre au moins au-dessus de la partie la plus élevée de la construction.

ART. 21. — Les prises d'air des calorifères ne pourront se faire qu'à l'extérieur.

ART. 22. — Les appareils de chauffage seront construits et installés de telle sorte qu'il ne s'en dégage, à l'intérieur des pièces habitables, ni fumée ni aucun gaz pouvant compromettre la santé des habitants.

Alimentation d'eau

ART. 23. — Dans les agglomérations pourvues d'une distribution publique d'eau potable, les habitations en bordure des rues parcourues par une canalisation lui seront reliées par un branchement spécial. Celui-ci desservira autant que possible les différents étages en cas de locations multiples de ces immeubles, ou tout au moins l'usage de l'eau potable sera assuré à tous les locataires.

ART. 24. — Tout appareil de puisage ou de prise d'eau sera établi de telle sorte qu'il ne devienne une cause d'humidité pour la construction.

ART. 25. — Dans les points où il n'existe point de canalisation d'eau, les puits ou citernes pourront être utilisés après avis de l'Administration, qui s'assurera de la salubrité de l'eau par les moyens qu'elle jugera utiles et de l'isolement du puits par rapport aux cabinets d'aisances, fosses à fumier, dépôts d'immondices, etc.

ART. 26. — Les parois des puits seront étanches. Ils seront fermés à leur orifice et protégés contre toute infiltration d'eaux superficielles par l'établissement d'une aire en maçonnerie bétonnée, large d'environ 2 mètres, hermétiquement rejointe aux parois des puits et légèrement inclinée du centre vers la périphérie.

Art. 27. — Les puits seront tenus en état constant de propreté. Il sera procédé, en outre, à leur nettoyage ou à leur désinfection, sur injonction du Maire, après avis conforme du bureau d'hygiène ou de l'autorité sanitaire, dans les conditions prévues à l'article 12 de la loi du 15 février 1902.

Art. 28. — Les puits hors d'usage seront fermés et ceux dont l'usage est interdit à titre définitif seront comblés jusqu'au niveau du sol.

Evacuation des eaux pluviales

Art. 29. — Tout versant de toit faisant face à la voie publique devra être muni d'un chéneau et de tuyaux de descente en nombre suffisant pour conduire les eaux pluviales dans les gargouilles pour les rues non pourvues d'égout.

Des chéneaux et gouttières étanches, de dimensions appropriées, recevront les eaux pluviales à la partie basse des couvertures, de façon à les diriger rapidement, sans stagnation, vers les orifices des tuyaux de descente.

Art. 30. — Il est interdit de projeter des eaux usées, de quelque nature qu'elles soient, dans les chéneaux et gouttières.

Art. 31. — Dans les maisons en bordure des rues munies d'égouts, le sol des cours et courettes sera revêtu en matériaux imperméables, avec des pentes convenablement réglées pour diriger les eaux pluviales sur les orifices d'évacuation (entrées d'eau).

Les entrées seront munies d'une occlusion hermétique et permanente et raccordées sur les conduits d'évacuation.

Evacuation des eaux et matières usées

Art. 32. — Dans toute maison il y aura, par appartement, quelle qu'en soit l'importance, à partir de trois pièces habitables (non compris la cuisine), un cabinet d'aisances installé dans un local aéré et éclairé directement,

Un évier ou un poste d'eau sera annexé à ce cabinet toutes les fois que la canalisation le permettra.

Cet évier ou ce poste d'eau comportera un robinet d'amenée pour l'eau de lavage et un vidoir pour l'évacuation des eaux usées.

ART. 33. — Il sera établi, également dans les mêmes conditions, pour le service des pièces habitables louées isolément ou par groupe de deux, un cabinet d'aisances par cinq pièces habitables, et un poste d'eau, autant que possible, par dix pièces habitables.

ART. 34. — Dans les établissements à usage collectif, le nombre des cabinets d'aisances sera déterminé en prenant pour base le nombre des personnes appelées à faire usage des cabinets et la durée du séjour de ces personnes dans lesdits établissements, sans qu'il puisse y avoir moins d'un cabinet pour 20 usagers. Les sièges fixes en bois sont interdits.

ART. 35. — Les cabinets d'aisances seront munis de revêtements lisses et imperméables, susceptibles d'être facilement lavés ou blanchis à la chaux. Ils seront suffisamment éclairés ou aérés; leur baie d'aération sera installée de telle sorte qu'elle puisse rester ouverte en permanence.

ART. 36. — Les cabinets d'aisances installés dans les maisons ne communiqueront directement ni avec les chambres à coucher ni avec les cuisines. En aucun cas ils n'y prendront air ni lumière.

ART. 37. — Les fosses d'aisances devront être rigoureusement étanches et les cabinets qui s'y déversent seront munis d'un système de cuvette en porcelaine ou grès vernissé ou fonte émaillée, assurant une occlusion inodore.

Les cabinets seront tenus dans un état constant de propreté. Les fosses seront munies d'un tuyau de ventilation de 0^{m}20 de diamètre.

Si, pour une cause quelconque, la vidange d'une fosse d'aisance est jugée nécessaire, soit parce qu'elle ne paraît pas remplir les conditions réglementaires, soit pour toute autre cause, le propriétaire sera mis en demeure de faire exécuter le travail nécessaire dans un délai qui sera fixé par l'Administration. Faute par lui de se conformer à cette prescription, le travail sera fait à ses frais par les soins de l'Administration, sans préjudice des frais auxquels il pourra s'exposer par suite des contraventions qui pourront être relevées contre lui pour infraction au présent règlement.

Lorsque la désinfection de la fosse d'aisances sera

reconnue nécessaire par le Bureau d'hygiène, ce travail devra être effectué sans délai par le propriétaire.

ART. 38. — Les conduits et canalisations destinés à recevoir les matières des cabinets d'aisances auront leurs revêtements intérieurs lisses, imperméables. Ils seront installés de telle sorte qu'aucune matière n'y puisse séjourner. Les joints seront hermétiques.

Les canalisations seront munies de tuyaux dits d'évent. Ceux-ci seront prolongés au-dessus des parties les plus élevées de la construction ; ils seront établis de manière à ne jamais déboucher soit au-dessous, soit à proximité des fenêtres ou des réservoirs d'eau.

ART. 39. — Il est interdit de déverser directement ou indirectement, dans les cours d'eau, aucune matière excrémentitielle, ou toute autre matière qui, soit par elle-même, soit par sa décomposition ou son action sur l'eau, peut produire des gaz délétères ou mal odorants.

ART. 40. — Tous ouvrages appelés à recevoir des matières usées, avec ou sans mélange d'eaux pluviales, d'eaux ménagères ou de tous autres liquides, tels qu'égouts, conduits, tinettes, fosses, puisards, etc., auront leurs revêtements intérieurs lisses et imperméables.

Leurs dimensions seront proportionnées au volume des matières qu'ils reçoivent. Leurs communications avec l'extérieur seront établies de telle sorte qu'aucun reflux de liquides, de matières ou de gaz nocifs ne puisse se produire dans l'intérieur des habitations.

ART. 41. — Il est interdit de jeter dans les ouvrages destinés à la réception ou à l'évacuation des eaux pluviales, des eaux ménagères et des matières usées, des objets quelconques capables de les obstruer.

ART. 42. — Les puits et puisards sont interdits dans les rues où il existe un égout.

ART. 43. — Lorsque des étables ou écuries seront adossées à un mur mitoyen, celui-ci devra être garanti par un contre-mur en maçonnerie imperméable ayant au moins 0ᵐ30 d'épaisseur et 0ᵐ70 dehors du sol, avec fondation de 0ᵐ30. Les fosses à fumier ou d'aisances seront également pourvues de contre-murs adossés aux murs mitoyens dans les mêmes conditions d'épaisseur et de fondation.

Il est défendu d'établir des fumiers ou dépôts d'immondices à ciel ouvert à moins de 15 mètres d'une habitation.

Ces dépôts ne devront s'opérer que dans des fosses étanches.

Ces dernières, si elles sont établies à moins de 15 mètres d'une habitation, devront être voûtées et munies d'un tuyau d'évent de hauteur suffisante et de 0"20 de diamètre.

Nulle porte de sortie, nul jour direct sur la voie publique ne sont permis pour les places à fumier et les cabinets d'aisances.

Les fumiers et purins seront enlevés tous les deux jours pour les écuries renfermant plusieurs chevaux et tous les huit jours lorsqu'il n'existe qu'un cheval dans l'écurie.

Les fumiers ne devront pas recevoir d'excréments humains, ni laisser s'écouler le purin, ni servir à l'enfouissement d'animaux ou de parties d'animaux morts.

Entretien des habitations

Art. 44. — Les façades sur rue, sur cour ou sur courette seront maintenues en état de propreté, ainsi que le sol des cours et courettes.

Les parois des allées, vestibules, escaliers et couloirs à usage commun seront lessivés et blanchis à la chaux au moins tous les cinq ans.

Les murs, les plafonds et les boiseries des cabinets d'aisances à usage commun seront lessivés ou blanchis à la chaux chaque année.

Les façades en pierre de taille seront nettoyées. Les anciennes en moellons seront crépies, repeintes ou badigeonnées au moins une fois tous les dix ans. Ces travaux ne seront pas taxés de droits de voirie.

TITRE II

PROPHYLAXIE DES MALADIES TRANSMISSIBLES

Maladies transmissibles

Art. 45. — En vertu de l'article 4 de la loi du 15 février 1902 et conformément à l'article 1ᵉʳ du décret du 10 février 1903, les précautions à prendre pour prévenir ou faire cesser les maladies transmissibles dont la déclaration est obligatoire sont déterminées, notamment en ce qui concerne l'isolement du malade et la désinfection, dans les conditions ci-après.

ART. 46. — Les mêmes mesures sont applicables en cas de l'une des maladies énumérées dans la deuxième partie de l'article 1ᵉʳ du décret précité du 10 février 1903, sur la demande des familles, des chefs de collectivités publiques ou privées, des administrations hospitalières ou des bureaux d'assistance, après entente avec les intéressés.

Isolement

ART. 47. — Tout individu atteint d'une des maladies prévues aux articles qui précèdent, sera isolé de telle sorte qu'il ne puisse propager cette maladie par lui-même ou par ceux qui sont appelés à le soigner.

L'isolement sera pratiqué soit à domicile, soit dans un local spécialement aménagé à cet effet, soit à l'hôpital.

ART. 48. — Jusqu'à disparition complète de tout danger de transmission, on ne laissera approcher du malade que les personnes appelées à le soigner. Celles-ci prendront des précautions convenables pour éviter la propagation du mal.

Transport des malades

ART. 49. — Le transport du malade sera autant que possible effectué par une voiture spéciale, désinfectée après le voyage.

Dans le cas où, à défaut de voiture spéciale, il serait fait usage d'une voiture publique ou privée, ce véhicule devra être désinfecté immédiatement après le transport, sous la responsabilité de ses propriétaire et conducteur, qui pourront exiger un certificat de désinfection.

ART. 50. — Il est interdit à toute personne atteinte d'une des maladies transmissibles visées aux articles 45 et 46, de pénétrer dans une voiture affectée au transport en commun.

S'il s'agit de transport par chemin de fer, le chef de gare devra être prévenu à l'avance pour permettre l'application de l'art. 60 du règlement sur la police des chemins de fer, modifié par décret du 1ᵉʳ mars 1901.

Désinfection

ART. 51. — Il est interdit de déverser aucune déjection ou excrétion (crachats, matières fécales, etc.), provenant d'un malade atteint d'une affection transmissible, sur les voies publiques ou privées, dans les cours, dans les jardins et sur les fumiers.

Ces déjections ou excrétions seront recueillies dans des vases spéciaux ; elles seront désinfectées et exclusivement projetées dans les cabinets d'aisances.

ART. 52. — Pendant toute la durée d'une maladie transmissible, les objets à usage personnel ou domestique du malade et des personnes qui l'assistent, de même que les objets contaminés ou souillés, seront désinfectés.

ART. 53 — Il est interdit de jeter, secouer ou exposer aux fenêtres aucun linge, vêtement, objet de literie, tapis ou tenture.

ART. 54. — Le nettoyage de la pièce ou des objets qui la garnissent se fera exclusivement, pendant toute la durée de la maladie, à l'aide de linges, étoffes, tissus ou substances imprégnées de liquides antiseptiques.

ART. 55. — Il est interdit d'envoyer, sans désinfection préalable, aux lavoirs publics ou privés ou aux blanchisseries, des linges et effets à usage, contaminés ou souillés.

Dans le cas où le lavage de ces objets y aurait été néanmoins pratiqué, le propriétaire du lavoir ou de la blanchisserie tiendra l'établissement fermé jusqu'à ce que l'assainissement et la désinfection prescrits par l'autorité sanitaire aient été effectués.

Il est également interdit de livrer sans désinfection préalable, au cardage, des matelas, literies ou couvertures ayant servi à des malades atteints de maladies transmissibles.

ART. 56. — Les locaux occupés par le malade seront désinfectés aussitôt après son transport en dehors de son domicile, sa guérison ou son décès.

L'exécution de cette prescription pourra être constatée par un certificat délivré aux intéressés sur leur demande. Ce certificat ne mentionnera ni le nom du malade ni la nature de la maladie : il désignera les locaux désinfectés.

Sortie des malades

ART. 57. — Après guérison, le malade ne sortira qu'après avoir pris les précautions convenables de propreté et de désinfection.

Dans le cas où le malade soigné à domicile ou dans un établissement hospitalier sortirait, pour 'quelque motif que ce soit, avant que tout danger de contamination ait disparu pour les personnes avec lesquelles il pourrait se trouver en contact, l'avis doit en être immédiatement donné au Maire par le médecin traitant ou le chef de service responsable. Cet avis, formulé dans les mêmes conditions que la déclaration de la maladie, doit indiquer le domicile ou le lieu auquel le malade sortant a déclaré se rendre.

Art. 58. — Les enfants ne pourront être réadmis à l'école soit publique, soit privée, qu'après un avis favorable du médecin traitant et l'autorisation du médecin inspecteur de l'école.

Refuges et asiles

Art. 59. — Dans les établissements publics ou privés recueillant, à titre temporaire ou permanent, des personnes sans asile, les vêtements et effets à usage de celles-ci seront aussitôt désinfectés.

La désinfection du matériel et des locaux de ces établissements sera pratiquée chaque jour, pour toute la partie du matériel ayant servi aux réfugiés et des locaux qu'ils ont occupés.

Procédés de désinfection

Art. 60. — La désinfection sera pratiquée, soit par les services publics, soit par les particuliers, dans les conditions prescrites par l'article 7 de la loi du 15 février 1902, notamment en ce qui concerne l'approbation préalable des procédés par le Ministre de l'intérieur.

Art. 61. — Les appareils de désinfection employés dans la commune à la désinfection obligatoire sont soumis à une surveillance permanente exercée par le Bureau d'hygiène.

L'emploi de ces appareils sera suspendu, à titre temporaire ou définitif, s'il est établi qu'ils ne fonctionnent plus dans les conditions prévues par le certificat de mise en service, ou que les détériorations constatées ne permettent plus leur fonctionnement normal.

Cadavres

Art. 62. — Les cadavres des personnes mortes de maladies transmissibles seront isolés le plus promptement possible. Les dispositions nécessaires seront immédiatement prises pour assurer la mise en bière et l'inhumation, en exécution du décret du 27 avril 1889.

Toute fosse de cimetière relevée sera désinfectée à l'aide d'un procédé reconnu efficace.

DISPOSITIONS

Applicables en dehors du Rayon d'agglomération

Habitations

ART. 63. — Dans les constructions neuves, les parois, construites en pierre ou en brique, seront enduites ou tout au moins badigeonnées à l'intérieur à la chaux. Les constructions en pisé ne pourront être élevées que sur une fondation hourdée en chaux hydraulique jusqu'à 30 centimètres au-dessus du sol.

ART. 64. — La couverture et la sous-couverture à paille des maisons, granges, écuries et étables sont interdites.

ART. 65. — Le sol du rez-de-chaussée, s'il n'est pas établi sur caves, devra être surélevé de 30 centimètres au moins au-dessus du niveau extérieur; quand il repose immédiatement sur terre-plein, le dallage, le carrelage ou le parquet devra être placé sur une couche de beton imperméable. Le sol en terre battue est interdit.

Cuisines

ART. 66. — La cuisine, pièce commune, doit être largement pourvue d'espace, d'air et de lumière.

Tout foyer de cuisine doit être placé sous une hotte munie d'un tuyau de fumée montant d'un mètre au moins au-dessus de la partie la plus élevée de la construction.

La cuisine sera munie d'un évier.

Il est interdit d'envoyer les eaux de lavage sur la voie publique.

Chambre à coucher

ART. 67. — Toute pièce servant à l'habitation de jour et de nuit sera bien éclairée et ventilée. Elle sera haute au moins de 2ᵐ60 sous plafond et d'une capacité d'au moins 25 mètres cubes. Les fenêtres ne mesureront pas moins d'un mètre et demi superficiel.

ART. 68. — Les cheminées, fours et appareils quelconques de chauffage seront aménagés de façon à ce qu'il ne s'en dégage à l'intérieur de l'habitation ni fumée, ni gaz toxique, et seront pourvus de tuyaux de fumée élevés d'un mètre au moins au dessus du faîte de la maison.

ART. 69. — L'habitation de nuit est interdite dans les caves et sous-sols.

Il est interdit d'ouvrir une porte ou une trappe de communication avec une cave dans une pièce destinée à l'habitation de nuit.'

Eaux d'alimentation

ART. 70. — Les sources seront captées soigneusement et couvertes.

ART. 71. — Les puits ou citernes pourront être utilisés après avis de l'Administration. qui s'assurera de la salubrité de l'eau par les moyens qu'elle jugera utiles et de l'isolement du puits par rapport aux cabinets d'aisances, fosses à fumier, dépôts d'immondices, etc.

ART. 72. — Les citernes destinées à recueillir l'eau de pluie seront étanches et voûtées. La voûte sera munie à son sommet d'une baie d'aérage ; on ne devra pratiquer aucune culture sur la voûte Le niveau d'eau sera maintenu à une hauteur convenable par un trop plein. Les citernes seront munies d'une pompe ou d'un robinet. Elles seront précédées d'un citerneau destiné à arrêter les corps étrangers, terre, gravier, etc.

ART. 73. — Le plomb est exclu des réservoirs destinés à l'eau potable.

Ecuries et étables

ART. 74. — Le sol des écuries et étables devra être rendu imperméable dans la partie qui reçoit les urines ; celles-ci devront s'écouler, par une rigole ayant une pente suffisante, dans un puisard étanche et sans écoulement sur le sol extérieur.

Les murs des écuries et étables seront blanchis à la chaux. La hauteur sous plafond des écuries destinées aux espèces chevaline et bovine, sera au moins de 2ᵐ60.

Elles seront bien aérées.

Les vaches laitières doivent être proprement tenues. Il est interdit de les laisser traire par des personnes ayant des plaies ou éruptions aux mains. La même interdiction est faite aux personnes appelées à donner des soins à un malade atteint d'une affection contagieuse ou transmissible. Les récipients à lait seront nettoyés avec de l'eau de bonne qualité et entretenus dans le plus grand état de propreté.

Celliers, pressoirs et cuvages

ART. 75. — Les celliers, pressoirs et cuvages seront bien éclairés et aérés.

Fosses à fumier et à purin

ART. 76. — Les fumiers seront déposés sur un sol imperméable entouré d'un rebord également imperméable.

Les fosses à purin posséderont des parois et un fond étanche, bétonnés et cimentés.

Les fosses à fumier et à purin seront placées à une distance convenable des habitations.

Les fosses à purin dont l'insalubrité serait constatée par la commission sanitaire seront supprimées.

Les fosses à fumier et fosses à purin ne devront pas recevoir d'excréments humains et ne laisseront pas s'écouler autour d'elles leur contenu.

Mares

ART. 77. — La création de mares ne peut se faire sans une autorisation spéciale.

Les mares et fossés à eau stagnante seront éloignés des habitations; ils seront curés une fois par an ou comblés s'ils sont nuisibles à la santé publique. Il est défendu d'étaler les vases provenant de ce curage auprès des habitations.

Routoirs

ART. 78. — Les routoirs agricoles ne seront jamais établis dans les abreuvoirs ou lavoirs Ceux qui seraient

une cause d'insalubrité pour les habitations seront supprimés.

Cabinets et fosses d'aisances

ART. 79. — Les cabinets et fosses d'aisances seront établis à une distance convenable des sources, puits et citernes.

L'Administration municipale sera juge dans chaque cas.

Animaux morts

ART. 80. — Il est interdit de jeter des animaux morts dans les mares, rivières, gouffres ou bétoires, ou de les enfouir dans les fumiers ou au voisinage des habitations, des puits ou des abreuvoirs ; ils devront être conduits à l'atelier d'équarrissage ou enfouis dans le terrain du propriétaire.

Maladies transmissibles. — Déclaration

ART. 81. — Indépendamment de la déclaration imposée aux médecins par l'article 5 de la loi du 15 février 1902 pour les maladies transmissibles et épidémiques, les hôteliers et logeurs sont tenus de signaler immédiatement à la Mairie tout cas de maladie qui se produirait dans leur établissement, ainsi que le nom du médecin qui aurait été appelé pour le soigner.

Isolement

ART. 82. — Tout malade atteint d'une affection transmissible sera isolé autant que possible, de telle sorte qu'il ne puisse la propager par lui-même ou par les personnes appelées à le soigner.

Jusqu'à la disparition complète de tout danger de contagion, on ne laissera approcher du malade que les personnes qui le soignent. Celles-ci prendront toutes les précautions pour empêcher la propagation du mal.

Désinfection

ART. 83. — Il est interdit de déverser aucune déjection (crachats, matières fécales, matières vomies, etc.) provenant d'un malade atteint d'une maladie transmissible, sur le sol des voies publiques ou privées, des cours, des jardins, sur les fumiers et dans les cours d'eau.

Ces déjections, recueillies dans des vases spéciaux, seront enterrées profondément, mais seulement après avoir été désinfectées à la chaux vive.

Art. 84. — Pendant toute la durée d'une maladie transmissible, les objets à usage personnel du malade et des personnes qui l'assistent, de même que tous les objets contaminés ou souillés, seront désinfectés.

Les linges et effets à usage contaminés ou souillés seront désinfectés avant d'être lavés et blanchis. L'immersion, pendant un quart d'heure, des linges dans l'eau en ébullition, constitue un bon procédé de désinfection.

Art. 85. — Les locaux occupés par le malade seront désinfectés après sa guérison ou son décès.

Art. 86. — Lorsque le malade sera guéri, il ne sortira qu'après avoir pris les précautions convenables de propreté et de désinfection. Les enfants ne pourront être réadmis à l'école qu'après un avis favorable du médecin traitant ou du médecin inspecteur de l'école.

DISPOSITIONS GÉNÉRALES
Applicables sur tout le Territoire de la Commune

Art. 87. — Une surveillance spéciale sera exercée au point de vue de la qualité de l'eau et de la glace alimentaire, sur les établissements ouverts au public.

L'usage de toute eau reconnue malsaine est interdit par arrêté du Maire. Les puits ou citernes dont l'eau, servant d'eau potable, serait reconnue malsaine, seront immédiatement fermés.

Art. 88. — Les dépôts de vidanges, gadoues, immondices, pailles, balles. feuilles sèches, en putréfaction, marcs de raisin, sont interdits s'ils sont de nature à compromettre la santé publique. Il est également interdit de déverser les vidanges dans les cours d'eau.

Les matières de vidanges ne pourront être déversées sur le sol qu'à la condition d'être immédiatement recouvertes de terre ; elles seront recueillies et transportées dans des récipients clos jusqu'à leur dépôt sur les terrains auxquels elles sont destinées. L'épandage sera exclu des terrains de culture après tout début de végétation. Il ne pourra être utilisé que pour le semis et non pour les plants repiqués Il sera, en outre, pratiqué à une distance convenable des sources, puits, citernes, ainsi que des gouffres, bétoires, excavations, dont la communication avec les sources serait établie.

ART. 89. — Il est interdit de jeter ou introduire d'une façon quelconque, dans les cours d'eau, lacs ou étangs, et dans les mares, des immondices, déchets animaux ou végétaux et, en général, toute substance, de quelque nature que ce soit, susceptible d'apporter à la pureté des eaux un trouble préjudiciable à la santé publique.

ART. 90. — A dater de la publication du présent règle·ment, aucun immeuble destiné à l'habitation de jour ou de nuit ne pourra être construit s'il ne satisfait pas aux prescriptions qui précèdent.

Les mêmes prescriptions sont applicables aux grosses réparations.

Les propriétaires, architectes ou entrepreneurs présenteront à cet effet, et avant tout commencement des travaux, une demande en autorisation de construire. Cette demande sera accompagnée des plans, coupes et élévations cotés, en double expédition et en nombre suffisant pour donner des indications précises au sujet de toutes les dispositions imposées par le présent règlement.

Aucune construction annexe, quelle qu'en soit l'importance, ne pourra être élevée au joignant ou aux abords d'une maison existante sans l'accomplissement des formalités ci-dessus.

Aucune modification aux plans soumis ne pourra être apportée en cours de construction sans une nouvelle autorisation de l'administration.

Après l'achèvement de la construction, le propriétaire, l'architecte ou l'entrepreneur sera tenu de demander qu'il soit procédé à la vérification desdits travaux. Si les agents de l'administration constataient que les ouvrages n'ont pas été exécutés en conformité des plans autorisés et contrairement aux prescriptions du règlement, l'interdiction d'habiter sera prescrite jusqu'au jour où les modifications nécessaires auront été apportées à la construction.

ART. 91. — Les prescriptions des articles qui précèdent sont applicables aux établissements collectifs ou publics, aux administrations publiques, ainsi qu'aux édifices publics.

ART. 92. — Pour l'exécution des prescriptions formulées par les articles 23 et 25 (alimentation en eau), 37 (fosses d'aisances) et 42 (puits et puisards absorbants), il sera accordé un délai maximum de trois ans à partir de la publication du présent règlement.

ART. 93. — Les contraventions aux dispositions du présent règlement seront poursuivies conformément à l'article 27 de la loi du 15 février 1902 et passibles des pénalités prévues tant par cet article que par l'article 471 du Code pénal, sans préjudice de l'application des articles 28, 29 30, ainsi que des contraventions dites de grande voirie qui leur seraient applicables.

ART. 94. — Tous les règlements en vigueur qui n'ont rien de contraire au présent règlement sont maintenus.

M. le Directeur du bureau d'hygiène, M. le Directeur de la voirie et des eaux et M. le Commissaire central de police sont chargés, chacun en ce qui le concerne, de l'exécution du présent arrêté.

Besançon, le 20 février 1907.

Le Maire,

A. GROSJEAN.

Vu pour récépissé et exécution immédiate :

Besançon, le 28 février 1907.

Pour le Préfet :

Le Secrétaire général,

ARNAULT.

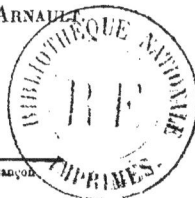

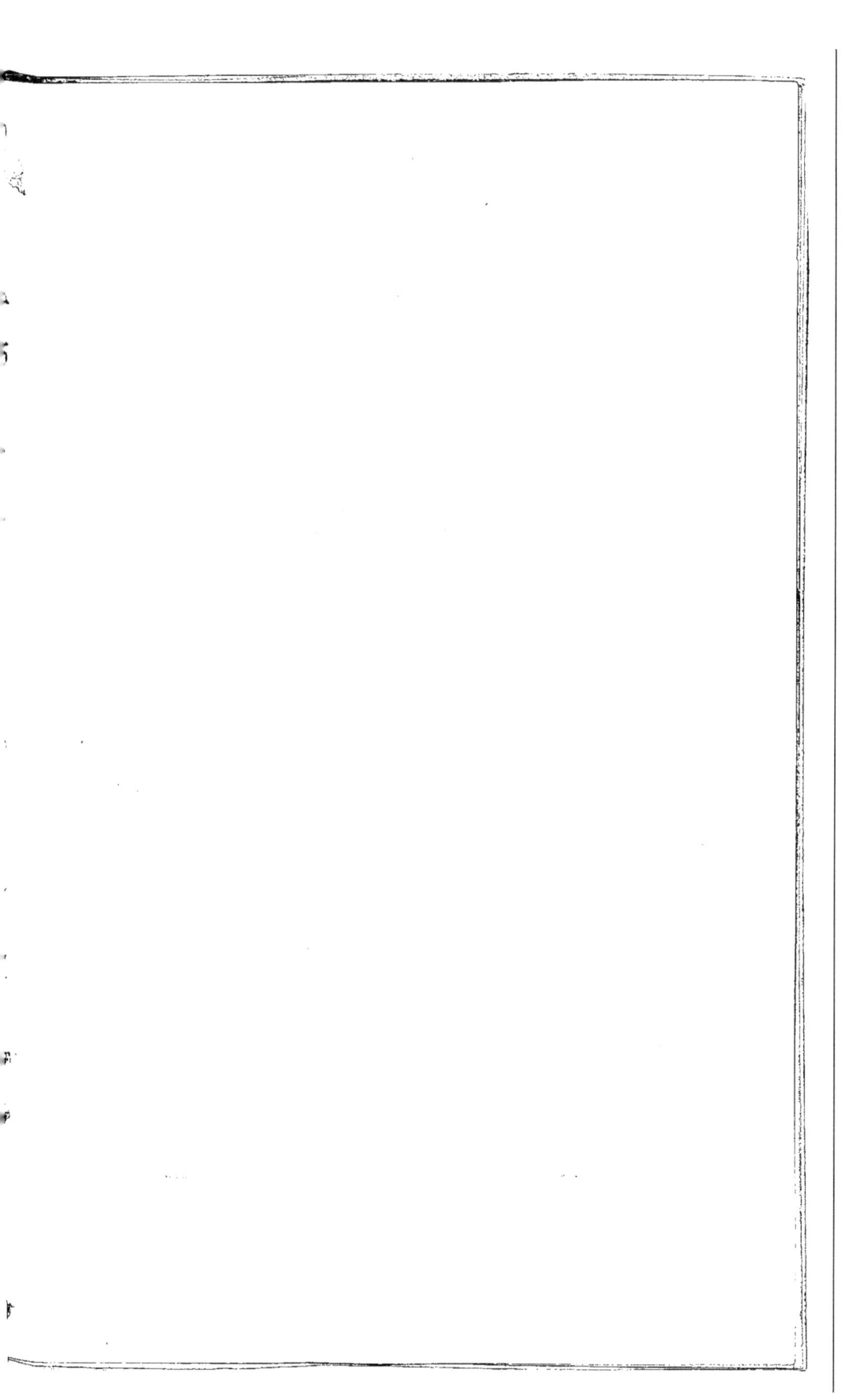

///